Tutto sul vino

Una guida per principianti e appassionati

Diritto d'autore

"Il vino è la prova vivente che l'arte può essere imbottigliata."

"Il vino è un tesoro invecchiato, custodisce segreti e rivela la sua vera grandezza nel tempo."

"Ogni bottiglia di vino è un capitolo di una storia ancestrale, che ci lega al passato e ci regala momenti memorabili."

"Un bicchiere di vino in mano e la giusta compagnia sono ingredienti indispensabili per rendere speciale ogni momento."

"Che non ci manchi mai!"

Una breve introduzione

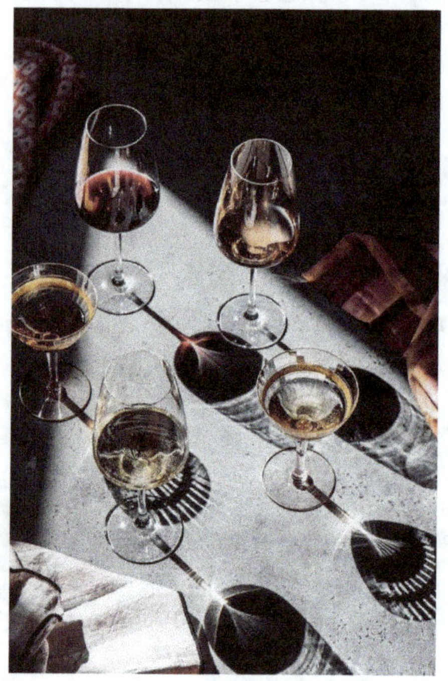

Ogni vino è una storia da raccontare, un'esperienza da vivere e un invito al piacere sensoriale. Permettetemi di guidarvi attraverso un universo di sapori, profumi e tradizioni che trascendono i confini e arricchiscono l'anima.

Nel corso dei secoli il vino è stato celebrato come una delle creazioni più nobili dell'uomo. Dalle antiche viti sui pendii soleggiati ai moderni metodi di vinificazione, ogni bicchiere rappresenta l'unione armoniosa tra natura, lavoro dell'uomo e rispetto della tradizione.

Immaginati davanti a un calice, osservando la trasparenza traslucida del liquido rossastro, ambrato o dorato. Mentre porti il bicchiere alle labbra, i tuoi sensi sono immersi in una sinfonia di aromi, innescando una danza di sapori sul palato. Ogni sorso è un viaggio, un viaggio che ti trasporta in terre lontane e culture diverse.

I vini sono esseri viventi in continua evoluzione. Catturano le peculiarità del terreno, il clima, la bravura del vignaiolo e persino il momento in cui vengono apprezzati. Ad ogni vendemmia si svela una nuova storia, ricca di sfumature e personalità uniche.

Ma il vino non si limita solo alla degustazione. È un simbolo di festa, un compagno dei momenti più speciali della vita. Un brindisi con gli amici, una riunione di famiglia, una cena romantica, tutto è arricchito dalla presenza di questa bevanda divina, capace di creare legami, aprire dialoghi e risvegliare emozioni.

Tuttavia, l'universo dei vini può sembrare intimidatorio a prima vista. Con così tante diverse regioni di produzione, varietà e stili, è facile perdersi. Ma non temere! Sono qui per guidarti in un viaggio di scoperta e conoscenza, demistificando concetti, condividendo suggerimenti e svelando segreti custoditi nelle cantine di tutto il mondo.

Preparati a esplorare le regioni vinicole emblematiche, scoprire le tecniche di vinificazione, comprendere l'arte dell'abbinamento e immergerti nelle ricchezze culturali che circondano questa magnifica bevanda. Impara ad apprezzare ogni bicchiere, ogni bottiglia come una storia da raccontare, lasciando che i tuoi sensi vengano avvolti da un universo di piaceri sensoriali.

Quindi, alza il bicchiere, respira gli aromi delicatamente danzanti e lascia che il nettare degli dei ti renda un'esperienza indimenticabile. Benvenuti nel mondo del vino, dove i confini sono offuscati dall'incanto di questa bevanda sublime, e ogni sorso è una celebrazione della vita.

decifrare le etichette

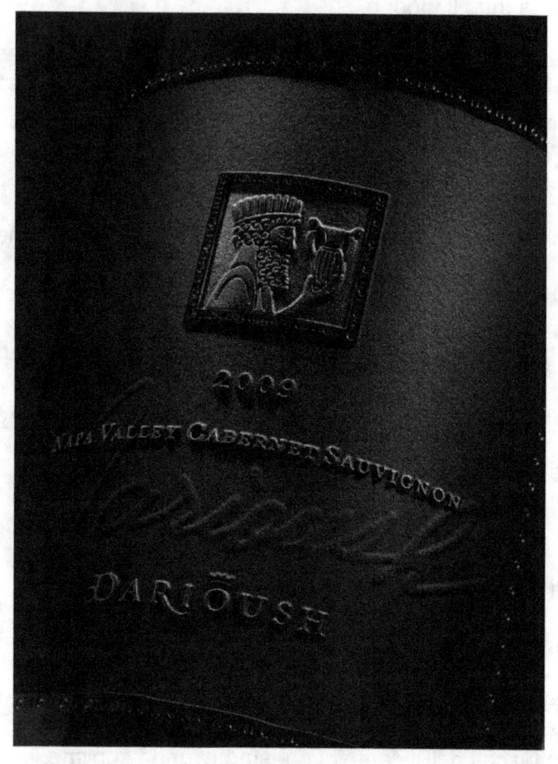

Decifrare le etichette dei vini può sembrare un compito complesso a prima vista, ma con un po' di conoscenza e pratica sarai pronto a svelare le informazioni in esse contenute. Leggere e comprendere le etichette è fondamentale per comprendere le caratteristiche del vino che si sta per degustare. Semplifichiamo questo processo!

Nome del vino: l'etichetta di solito riporta il nome del vino in modo prominente. Può indicare il marchio, il nome della cantina o un riferimento specifico all'annata.

Regione di origine: Prestare attenzione alla regione in cui è stato prodotto il vino. Regioni famose come Bordeaux, Borgogna o la Valle del Douro indicano generalmente una tradizione vinicola consolidata.

Annata: L'annata si riferisce all'anno in cui le uve sono state raccolte per produrre il vino. In alcuni casi, l'annata può avere un impatto sulla qualità e sul sapore del vino, poiché le condizioni meteorologiche variano di anno in anno.

Gradazione alcolica: La gradazione alcolica è la percentuale di alcol presente nel vino ed è espressa in volume. Generalmente varia tra l'11% e il 15%, a seconda dello stile e del tipo di vino.

Varietà d'uva: molte etichette indicano la varietà o le varietà di uva utilizzate per produrre il vino. Ad esempio, Cabernet Sauvignon, Chardonnay o Malbec. Questo può aiutarti a capire il profilo aromatico del vino.

Indicazione geografica: alcune etichette riportano informazioni su un'indicazione geografica più specifica, come una Denominazione di Origine Controllata (DOC) o un'Indicazione Geografica (IG). Questo sottolinea l'origine e le caratteristiche specifiche del terroir.

Note di degustazione: In alcuni casi, le etichette possono includere brevi note di degustazione che descrivono i profumi ei sapori predominanti del vino. Questo può aiutarti a farti un'idea di cosa aspettarti dall'esperienza di degustazione.

Simboli e certificazioni: alcune etichette riportano simboli o certificazioni che indicano specifiche pratiche di produzione, come vini biologici, biodinamici o sostenibili. Queste informazioni possono essere rilevanti per chi cerca vini prodotti in modo più consapevole.

Ricordando che ogni paese e regione può avere diversi requisiti legali e convenzioni nella presentazione dello informazioni sulle etichette. È sempre interessante esplorare e conoscere meglio le peculiarità di ogni luogo.

Decifrando le etichette dei vini, sarai in grado di prendere decisioni più informate nella scelta dei vini che meglio si adattano ai tuoi gusti e alle tue preferenze. Nel tempo, leggere

le etichette diventerà più facile e intuitivo, permettendoti di

vivere ancora di più le tue esperienze enologiche.

Viaggioenoculturale

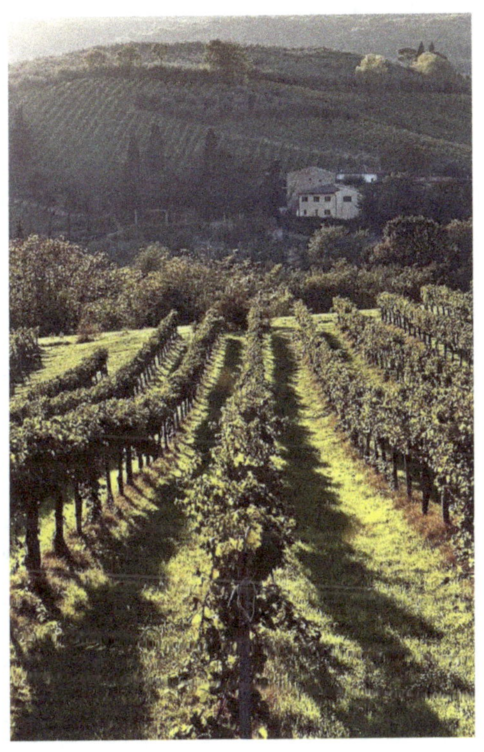

Enoculturale è un termine che unisce le parole "eno" (riferito al vino) e "culturale", indicando il legame tra vino e cultura. Si riferisce all'esperienza completa ed esauriente che coinvolge il vino, non limitandosi alla degustazione della bevanda stessa, ma comprendendo anche il contesto culturale, storico e sociale legato alla sua produzione, consumo e apprezzamento.

L'approccio enoculturale riconosce che il vino è profondamente radicato nelle tradizioni, nella gastronomia, nell'arte, nella musica e nella storia di una particolare regione o paese. Ciò significa esplorare non solo le caratteristiche sensoriali e tecniche del vino, ma anche comprenderne l'importanza nella cultura locale, nelle celebrazioni, nelle pratiche sociali e nell'identità di un popolo.

Ora, dai un'occhiata a queste informazioni approfondite su alcuni dei principali paesi produttori di vino e le loro caratteristiche distintive quando si tratta di produzione di vino.

Francia: la Francia è ampiamente riconosciuta come uno dei paesi più influenti e rinomati nel mondo del vino. Con regioni famose come Bordeaux, Borgogna (Borgogna), Champagne, la Valle del Rodano e molte altre, la Francia produce un'impressionante varietà di vini. Ogni regione ha le sue uve iconiche e stili unici, e la Francia è nota per le sue rigorose tradizioni enologiche e la classificazione dei vini in base alla loro qualità e origine.

Italia: l'Italia è un paese con una ricca storia vinicola e diversità. Con più di mille varietà di uve coltivate in tutto il paese, l'Italia produce da rossi corposi, come quelli della regione Toscana, a vini bianchi leggeri e fruttati del nord, come quelli del Veneto. Regioni come Piemonte, Toscana, Veneto e Sicilia sono solo alcune delle tante importanti aree vinicole italiane.

Spagna: la Spagna ha un'antica tradizione vinicola e un'incredibile varietà di stili di vino. Regioni come Rioja, Ribera del Duero e Priorat sono note per i loro rossi eleganti e complessi, mentre la regione della Catalogna produce i famosi vini spumanti di Cava. La Spagna ha anche una vasta distesa di vigneti, che vanno dalle regioni più fresche e umide del nord alle zone più calde e secche del sud.

Stati Uniti: gli Stati Uniti hanno una fiorente industria vinicola, con la California che si distingue. La regione della Napa Valley è riconosciuta a livello internazionale per i suoi vini rossi di alta qualità, in particolare a base di uve Cabernet Sauvignon. Oltre alla California, anche lo stato di Washington è noto per i suoi vini, in particolare quelli della regione della Columbia Valley. Gli Stati Uniti producono vini anche in altri stati come Oregon, New York e Virginia.

Argentina: L'Argentina è uno dei principali paesi produttori di vino del Nuovo Mondo. L'uva emblema del paese è il Malbec, che è fiorito nei vigneti di Mendoza, una regione famosa per i suoi rossi corposi e fruttati. Oltre al Malbec, l'Argentina produce anche vini bianchi di qualità, come quelli prodotti con l'uva Torrontés.

Cile: il Cile è un altro paese sudamericano con un'importante industria vinicola. Le sue regioni vinicole, come Valle Central, Maipo Valley e Casablanca Valley, sono note per la produzione di vini di eccellente qualità. Il paese ha una grande diversità di uve coltivate, tra cui l'uva emblematica Carmenere, così come Cabernet Sauvignon, Merlot e Chardonnay.

Germania: la Germania è famosa per i suoi vini bianchi aromatici e di alta qualità. La regione della Mosella è nota per i suoi delicati vini Riesling dall'acidità rinfrescante. I vini tedeschi sono spesso classificati in base al loro grado di dolcezza, che va dal secco (trocken) al dolce (spätlese, auslese, eiswein).

Questi sono solo alcuni esempi dei paesi più influenti e conosciuti nel mondo del vino. Ogni paese ha le proprie tradizioni, uve distinte e stili di vino unici. Esplorare le diverse regioni e le loro caratteristiche è un viaggio entusiasmante per

gli appassionati di vino, che permette di scoprire una

moltitudine di sapori, profumi ed esperienze.

annate

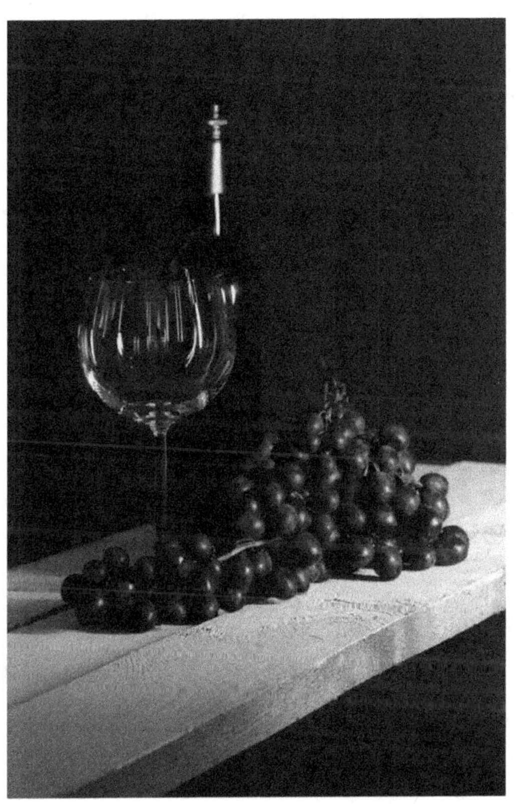

L'annata è un termine fondamentale nell'universo del vino, riferito all'anno in cui sono state raccolte le uve per la produzione della bevanda. È un fattore importante, poiché le condizioni climatiche e meteorologiche di ogni annata possono influenzare in modo significativo la qualità e il carattere del vino che ne deriva.

Ogni anno, madre natura detta le regole per lo sviluppo dell'uva. Fattori come la quantità di pioggia, la temperatura media, l'intensità della luce solare e persino eventi meteorologici estremi giocano un ruolo cruciale nel processo di maturazione delle uve. Questi elementi possono variare notevolmente da un'annata all'altra, creando ogni anno vini distinti e unici.

Nelle annate più calde e soleggiate, le uve tendono a maturare più velocemente, dando luogo a vini più ricchi e corposi. Al contrario, nelle annate più fredde o piovose, la maturazione può essere più lenta, portando a vini più leggeri ed eleganti. Ogni annata ha le sue caratteristiche, espresse attraverso i profumi, i sapori, la struttura e l'equilibrio presenti nei vini prodotti.

I viticoltori monitorano da vicino lo sviluppo delle uve durante tutto l'anno, monitorando attentamente le condizioni meteorologiche e la maturità dei frutti. La decisione di quando raccogliere le uve è fondamentale e richiede esperienza e conoscenza. Un momento della vendemmia inappropriato può portare a vini sbilanciati o con sapori e aromi indesiderati.

Inoltre, anche l'annata gioca un ruolo importante nella longevità del vino. Alcuni vini sono noti per avere un potenziale di invecchiamento maggiore rispetto ad altri. In generale, i vini di annate eccezionali tendono ad invecchiare meglio, permettendo alle loro caratteristiche di svilupparsi ed evolversi nel tempo, risultando in sapori più complessi e sottili.

Tuttavia, è importante sottolineare che non tutti i vini dipendono dall'annata per essere apprezzati. Molti vini vengono prodotti con l'obiettivo di essere consumati giovani e freschi, esaltando le caratteristiche delle uve senza l'influenza dell'invecchiamento. Questi vini sono conosciuti come vini di "consumo immediato" o di "pronta beva".

Per gli appassionati di vino, rintracciare le annate e comprenderne le sfumature è una parte emozionante e arricchente del viaggio. Ogni annata rappresenta una nuova opportunità per esplorare diverse espressioni della natura, del terroir e del lavoro dell'enologo. Attraverso la comprensione dell'annata, possiamo apprezzare appieno la diversità e la magia che il mondo del vino ha da offrire.

La valutazione delle migliori annate di vino può variare a seconda della regione e del tipo di vino in questione. Tuttavia, ci sono alcune annate ampiamente riconosciute come eccezionali in varie regioni del mondo. Vale la pena ricordare che le caratteristiche delle annate possono variare anche a seconda dell'uva e dello stile del vino. Ecco alcune annate ritenute eccellenti in diverse regioni:

Bordeaux, Francia:

1982, 1990, 2000, 2005, 2009, 2010

Borgogna (Borgogna), Francia:

2005, 2010, 2015, 2018

Champagne, Francia:

2002, 2008, 2012

Valle del Rodano, Francia:

1990, 1995, 2007, 2010, 2015

Piemonte, Italia:

1996, 2000, 2004, 2010, 2016

Toscana, Italia:

1997, 2001, 2004, 2006, 2010

Rioja, Spagna:

2001, 2004, 2005, 2010, 2016

Valle del Douro, Portogallo:

2011, 2016, 2017

Vale do Maipo, Cile:

2010, 2015, 2017

Napa Valley, Stati Uniti:

1997, 2007, 2013, 2016

Queste sono solo alcune delle annate evidenziate nelle diverse regioni. È importante sottolineare che l'invecchiamento e l'evoluzione dei vini possono variare anche a seconda della specifica annata e del produttore. Inoltre, anche in annate

considerate eccezionali, esistono variazioni di qualità tra vini di

diversi produttori. Pertanto, è sempre consigliabile ricercare e

farsi consigliare da esperti o enologi di fiducia per ottenere

informazioni aggiornate sulle migliori annate di ogni regione e

per ogni tipologia di vino.

Il processo di produzione del vino

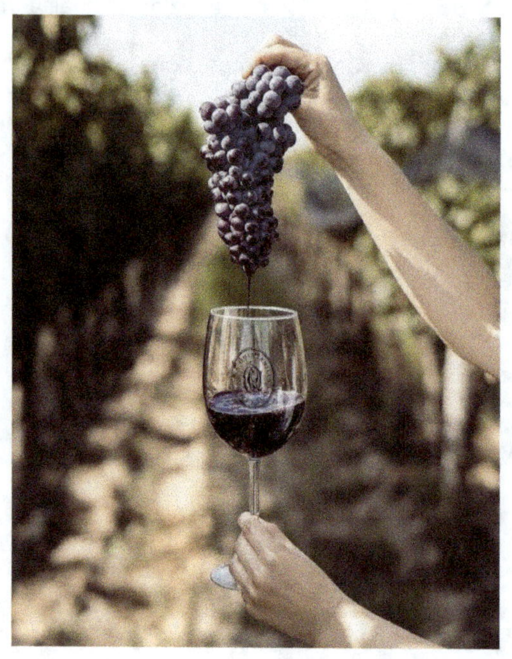

Il processo di vinificazione prevede una serie di passaggi attenti e dettagliati, che iniziano con la coltivazione delle uve e terminano con l'imbottigliamento della bevanda finale. Esploriamo ciascuno di questi passaggi per capire come viene prodotto il vino.

Coltivare l'uva: Il processo di vinificazione inizia nei vigneti, dove vengono coltivate le uve. I viticoltori selezionano i vitigni adatti alla regione, tenendo conto di fattori come il clima, il suolo e l'altitudine. Le uve vengono accuratamente coltivate e raccolte quando raggiungono la maturità ottimale.

Raccolto: il raccolto è un momento critico. Le uve vengono raccolte a mano o con l'ausilio di macchine, a seconda della regione e delle dimensioni del vigneto. È importante raccogliere le uve al momento giusto, poiché una corretta maturità influisce direttamente sulla qualità del vino.

Diraspatura e pigiatura: Dopo la vendemmia, le uve vengono diraspate, cioè i grappoli vengono separati dai raspi. Quindi l'uva può passare attraverso un processo di pigiatura per rilasciare il succo. Questo succo, insieme alle bucce, ai semi e alla polpa, è noto come mosto.

Fermentazione: la fermentazione è la fase cruciale in cui lo zucchero presente nel mosto viene convertito in alcol. Al mosto vengono aggiunti i lieviti naturali presenti nelle bucce dell'uva o lieviti selezionati per avviare il processo di fermentazione. La temperatura e il tempo di fermentazione possono variare a seconda del tipo di vino desiderato.

Pressatura: Dopo la fermentazione, il vino viene separato dalle bucce, dai semi e dalla polpa mediante pressatura. La pressa può essere utilizzata per estrarre tutto il liquido rimanente dalle parti solide, ottenendo vino crudo.

Invecchiamento: alcuni vini vengono invecchiati in botti di rovere o serbatoi di acciaio inox. Durante il periodo di affinamento, il vino sviluppa complessità di aromi e sapori, oltre ad acquisire struttura. Il tempo di invecchiamento può variare da mesi ad anni, a seconda del tipo di vino e delle preferenze del produttore.

Chiarifica e stabilizzazione: Dopo l'affinamento, il vino può subire processi di chiarifica e stabilizzazione. Ciò comporta la rimozione di eventuali sedimenti o particelle sospese nel vino. Filtrazione, chiarificanti naturali o tecniche di stabilizzazione sono utilizzate per ottenere un vino limpido e stabile.

Imbottigliamento: Il vino viene imbottigliato in bottiglie di vetro, solitamente con l'aggiunta di una piccola quantità di anidride solforosa per preservarne la qualità e prevenirne l'ossidazione. Le bottiglie vengono sigillate con tappi di sughero o altri tipi di sigilli, come tappi a vite o tappi sintetici.

Affinamento in bottiglia: Alcuni vini vengono affinati in bottiglia prima di essere immessi sul mercato. Questo permette ai profumi e ai sapori del vino di esaltarsi nel tempo, creando maggiore complessità e morbidezza.

Degustazione e consumo: Dopo il processo di lavorazione, il vino è pronto per essere degustato e apprezzato. Ogni vino ha le sue caratteristiche, che possono essere esplorate attraverso l'analisi visiva, olfattiva e gustativa durante la degustazione.

Tappi - Guardiani del sapore e dell'invecchiamento

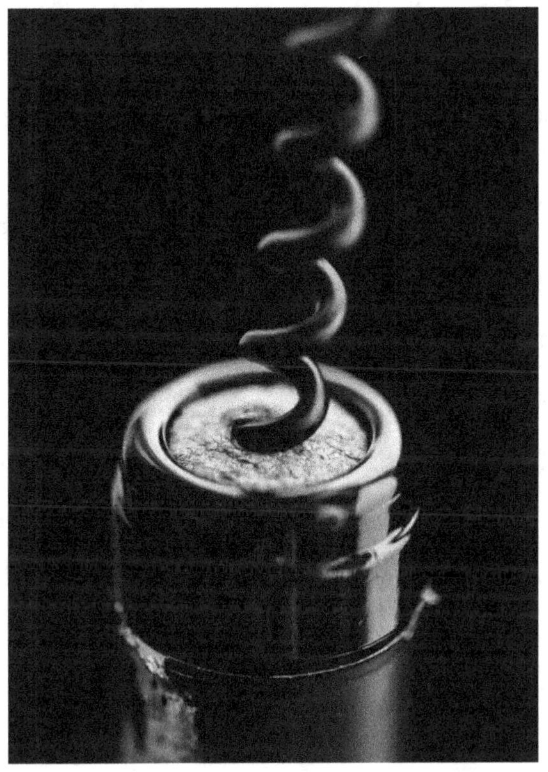

I tappi di sughero sono componenti essenziali nel mondo del vino e i loro segreti vanno oltre la semplice chiusura delle bottiglie. Come sanno gli esperti di vino, i tappi di sughero possono avere un impatto significativo sulla qualità, sull'invecchiamento e persino sul carattere sensoriale della bevanda. Sveliamo i segreti dietro i tappi di sughero.

Il sughero è un materiale naturalmente elastico e impermeabile, derivato dalla corteccia della quercia da sughero (Quercus suber), un albero originario delle regioni mediterranee come il Portogallo. Questa corteccia viene raccolta ogni nove-dodici anni, permettendo alla quercia da sughero di rigenerarsi naturalmente. La materia prima viene poi lavorata e trasformata in tappi di sughero.

Una delle caratteristiche più notevoli dei tappi di sughero è la loro capacità di permettere una microssigenazione controllata del vino. Inserito nella bottiglia, il tappo mantiene un'efficace tenuta, ma allo stesso tempo permette una dolce interazione tra il vino e l'aria. Questo è essenziale per il corretto invecchiamento del vino, poiché piccole quantità di ossigeno possono aiutare a sviluppare aromi e sapori complessi man mano che la bevanda invecchia.

Inoltre, i tappi di sughero hanno proprietà sigillanti uniche, contribuendo a preservare l'integrità del vino nel tempo. Sono flessibili e si adattano alla forma del collo della bottiglia creando una chiusura ermetica che impedisce l'ingresso di aria e l'ossidazione del vino. Questa capacità di sigillatura è particolarmente rilevante per i vini che beneficiano dell'invecchiamento in bottiglia, in quanto aiuta a proteggere lo spirito e consentire uno sviluppo graduale.

Anche i tappi di sughero giocano un ruolo chiave nell'evoluzione della complessità aromatica del vino. Durante l'affinamento in bottiglia, i composti presenti nel sughero interagiscono con i componenti del vino, contribuendo allo sviluppo di aromi sottili e complessi. Questa interazione è nota come "aroma di sughero", che può portare al vino sfumature speziate, legnose o persino terrose.

È importante sottolineare che, sebbene i tappi di sughero siano ampiamente utilizzati e apprezzati nell'industria enologica, esistono anche delle alternative, come i tappi sintetici ei tappi a vite. Ogni tipo di sigillo ha le sue caratteristiche e viene scelto in base allo stile del vino, alle preferenze del produttore e al mercato di riferimento.

I segreti dei tappi di sughero risiedono quindi nella loro capacità di permettere una microssigenazione controllata, nella loro chiusura ermetica e nel loro contributo alla complessità aromatica del vino. Svolgono un ruolo fondamentale nella conservazione e nel corretto invecchiamento dei vini pregiati, aggiungendo valore e distinzione all'esperienza di degustazione.

L'origine

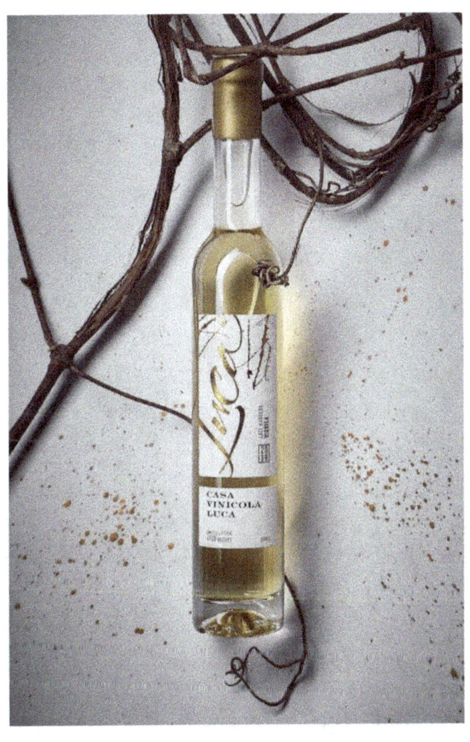

L'origine del vino risale a migliaia di anni, persi nei documenti storici. Si ritiene che la scoperta del vino sia avvenuta per caso, quando i primi uomini si resero conto che l'uva pigiata e fermentata produceva una bevanda gustosa e inebriante.

L'addomesticamento della vite, pianta da cui si raccoglie l'uva, risale al 6000 aC circa, nella regione che oggi conosciamo come Caucaso, nell'Europa orientale e nell'Asia occidentale. I popoli antichi iniziarono a coltivare la vite e perfezionarono le tecniche di vinificazione nel corso dei secoli.

Antiche civiltà come Egizi, Greci e Romani hanno avuto un ruolo fondamentale nella diffusione e nello sviluppo della viticoltura e della vinificazione. Il vino era apprezzato per la sua capacità di conservare la frutta e fornire una bevanda apprezzata nelle occasioni sociali, religiose e medicinali.

Durante il Medioevo, i monaci ei monasteri cristiani hanno svolto un ruolo cruciale nel preservare e migliorare le tecniche di vinificazione. Coltivavano l'uva nei loro vigneti e utilizzavano il vino sia per le cerimonie religiose che come fonte di sostentamento economico.

Nel corso dei secoli la produzione vinicola si espanse in diverse regioni del mondo, come Francia, Italia, Spagna e Portogallo, dove la cultura del vino fiorì e divenne parte integrante della tradizione e dell'identità di questi paesi.

Attualmente il vino viene prodotto in diverse parti del mondo, in diversi stili e varietà di uva. La viticoltura e l'enologia si sono notevolmente evolute, con progressi tecnologici e scientifici che migliorano la qualità e la consistenza dei vini prodotti.

Il vino non è solo una bevanda, ma anche un'espressione culturale, un prodotto artigianale che rispecchia il terroir (insieme di caratteristiche geografiche e climatiche) di ogni regione di produzione. La sua ricca e complessa storia rende il vino una delle bevande più affascinanti e apprezzate al mondo, unendo le persone intorno all'esperienza della degustazione e alla condivisione di momenti speciali.

Sommelier

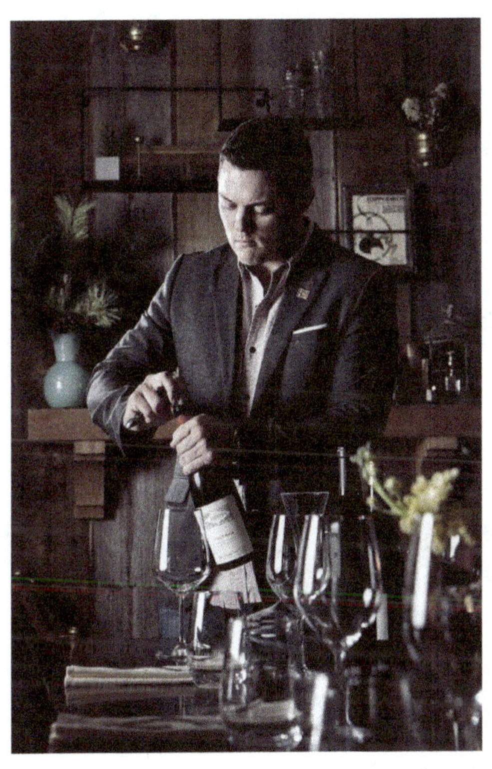

La professione del sommelier affonda le sue radici nella storia antica e si è evoluta nel tempo. La parola "sommelier" ha origine francese ed era originariamente usata per indicare la persona incaricata di assaggiare il vino prima che fosse servito al re o alla nobiltà. Tuttavia, la pratica di avere esperti di vino risale a civiltà antiche come gli egizi e i greci.

Nell'antichità c'erano persone deputate alla cura delle cantine reali o dei templi religiosi, dove si conservava e si consumava il vino. Queste persone erano ben informate sulla selezione dei vini, la conservazione e il servizio adeguato. Erano anche responsabili di garantire la qualità dei vini prima che fossero offerti ai governanti o per scopi cerimoniali.

Nel corso dei secoli, la cultura del vino si è diffusa in tutta Europa e, con essa, la necessità di esperti di vino. Nel Medioevo, i monasteri hanno svolto un ruolo importante nel preservare la cultura del vino e la produzione di vino. I monaci avevano una profonda conoscenza della viticoltura e della vinificazione, e si occupavano della cura dei vigneti e della produzione di vino di qualità.

Tra la fine del XVIII e l'inizio del XIX secolo, la professione di sommelier iniziò a svilupparsi in modo più formale. Con la crescita del commercio del vino e la crescente domanda di conoscenze specialistiche, sono emerse associazioni e scuole di sommelier. In Francia, ad esempio, la prima scuola per sommelier fu fondata a Parigi nel 1901.

Oggi i sommelier sono professionisti altamente preparati e qualificati, incaricati di guidare e consigliare i clienti nella scelta, nell'abbinamento e nel servizio dei vini. Seguono ampi programmi di istruzione e formazione in cui apprendono diverse regioni vinicole, vitigni, tecniche di vinificazione, abbinamenti cibo-vino, oltre a sviluppare capacità sensoriali per valutare la qualità e le caratteristiche dei vini.

I sommelier lavorano in ristoranti, hotel, cantine, enoteche e altre istituzioni legate al mondo del vino. Svolgono un ruolo chiave nella promozione e nell'apprezzamento del vino, aiutando le persone a scoprire nuovi sapori, esplorare le regioni del vino e vivere esperienze enogastronomiche memorabili.

La professione di sommelier continua ad evolversi e ad adattarsi ai cambiamenti nel mondo del vino, con l'emergere di nuove regioni, lo sviluppo di nuove tecniche di vinificazione e l'evoluzione delle preferenze dei consumatori. I sommelier svolgono un ruolo importante come ambasciatori del vino, condividendo la loro conoscenza e passione per il vino e aiutando le persone a trarre il massimo dal loro viaggio nel vino.

Per diventare sommelier è necessario seguire un percorso di formazione e perfezionamento delle conoscenze nel campo del vino. Sebbene i requisiti specifici possano variare in base al paese o alla regione, ecco alcuni passaggi comuni per diventare un sommelier:

Istruzione e formazione: cerca corsi specializzati in vini e sommelier. Sono diverse le rinomate istituzioni che offrono programmi di formazione, come le scuole del vino, le associazioni di sommelier e le università. Questi corsi coprono una varietà di argomenti, tra cui viticoltura, enologia, servizio del vino, abbinamento, tecniche di degustazione e conoscenza delle principali regioni vinicole.

Esperienza pratica: oltre all'istruzione formale, è importante acquisire esperienza pratica nel mondo del vino. Lavorare in ristoranti, bar, hotel, cantine o enoteche può fornirti una solida base di conoscenze e competenze. Attraverso queste esperienze, avrai l'opportunità di interagire con diversi vini, esplorare le regioni vinicole e conoscere il servizio adeguato.

Partecipazione a concorsi e associazioni: Partecipa a concorsi di sommelier, come concorsi regionali e nazionali. Queste competizioni mettono alla prova le tue abilità e conoscenze e ti offrono una piattaforma per eccellere sul campo. Inoltre, unisciti ad associazioni di sommelier locali o internazionali, come l'Association de la Sommellerie Internationale (ASI), che offrono opportunità di networking, eventi educativi e certificazioni riconosciute.

Sviluppo continuo: Il mondo del vino è in continua evoluzione, pertanto, è essenziale ricercare il continuo sviluppo di conoscenze e competenze. Partecipa a workshop, corsi avanzati, eventi di degustazione e viaggi nelle regioni vinicole. Rimani aggiornato su tendenze, novità e scoperte nel mondo del vino.

Certificazioni: cerca le certificazioni riconosciute nell'area dei sommelier. Esistono diverse organizzazioni che offrono programmi di certificazione, come Court of Master Sommeliers,

Wine & Spirit Education Trust (WSET) e Sommelier Society of America. Queste certificazioni attestano la tua conoscenza e competenza come sommelier.

Cogli ogni opportunità per affinare le tue capacità sensoriali, esplorare vini diversi e condividere la tua passione con gli altri.

Come scegliere un vino se sei un principiante

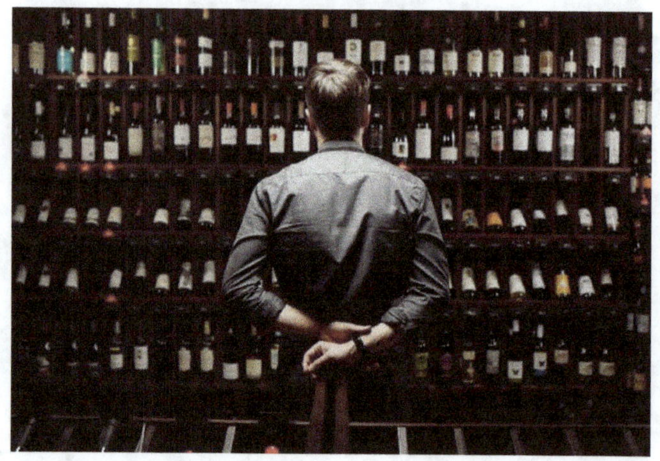

Se sei nuovo nel mondo del vino, può sembrare un po' intimidatorio scegliere il vino giusto da gustare. Tuttavia, con alcuni semplici consigli, puoi iniziare a esplorare e gustare questa deliziosa bevanda. Ecco alcune linee guida per aiutarti a scegliere un vino come principiante:

Sperimenta con diversi stili: inizia sperimentando diversi stili di vino, come rossi, bianchi e rosati. Questo ti permetterà di scoprire le tue preferenze personali ed esplorare una varietà di sapori e aromi.

Rivolgiti a professionisti specializzati: quando visiti un'enoteca o un ristorante con un'ampia carta dei vini, non esitare a chiedere consigli ai sommelier o al personale specializzato. Possono guidarti in base alle tue preferenze e aiutarti a scegliere i vini adatti al tuo palato.

Inizia con vini più leggeri: per cominciare, i vini più leggeri in termini di corpo e intensità possono essere più accessibili. Scegli vini bianchi come il Sauvignon Blanc o il Riesling o rossi più leggeri come il Pinot Noir. Questi vini tendono ad essere più morbidi e fruttati, rendendoli più facili da apprezzare.

Prova diverse regioni: ogni regione vinicola ha caratteristiche uniche, che si traducono in vini con profili distinti. Prova i vini di diverse regioni per scoprire quali preferisci. Ad esempio, esplora i vini della regione francese di Bordeaux o della regione argentina di Mendoza.

Leggi le descrizioni dei vini: quando scegli un vino in un negozio, controlla le descrizioni e le etichette per informazioni sullo stile, le note di sapore e gli aromi del vino. Questo può aiutare a identificare i vini che corrispondono al tuo gusto personale.

Partecipa alle degustazioni: partecipare a eventi di degustazione di vini o visitare cantine può essere un ottimo modo per conoscere meglio i diversi vini e migliorare il tuo palato. Queste esperienze ti permettono di degustare vini diversi e ricevere consigli di esperti.

Non aver paura di fallire: ricorda che l'apprezzamento del vino è un viaggio di scoperta personale. Non aver paura di provare vini diversi e scoprire cosa ti piace o non ti piace. Ogni esperienza ti aiuterà ad affinare le tue preferenze e sviluppare un palato più raffinato.

Ricorda che la scelta di un vino è una questione di gusto personale e non esiste una risposta giusta o sbagliata. Il modo migliore per sentirsi più a proprio agio nella scelta dei vini è sperimentare diversi stili, regioni e varietà e, soprattutto, godersi il viaggio di scoperta e piacere che il vino può offrire.

Armonizzazione dei Sapori: Deliziosi Abbinamenti con il Vino

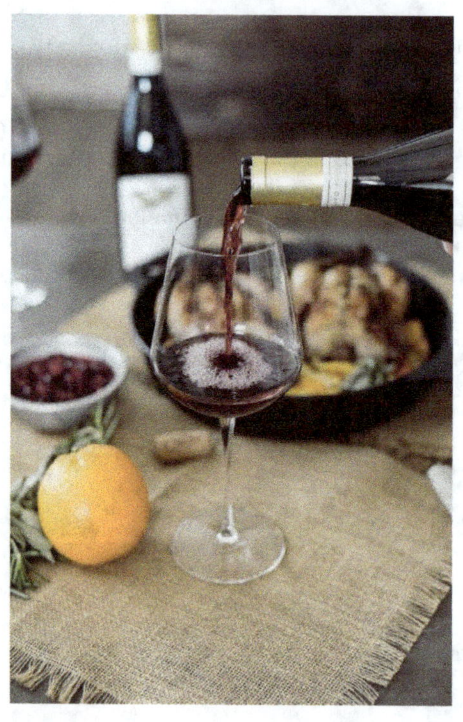

L'armonia dei sapori è un'arte affascinante che implica l'abbinamento dei vini con il cibo in un modo che migliora l'esperienza culinaria nel suo complesso. Se fatto correttamente, l'abbinamento può elevare i sapori, bilanciare le caratteristiche del vino ed esaltare gli aromi, fornendo un'esperienza sensoriale completa.

Esistono diversi approcci e principi che possono guidare l'armonizzazione dei sapori con il vino. Ecco alcuni suggerimenti e deliziose combinazioni da esplorare:

Armonizzazione per somiglianza: questo approccio consiste nell'abbinare il vino a cibi che hanno caratteristiche simili. Ad esempio, vini bianchi leggeri e freschi, come il Sauvignon Blanc, possono essere abbinati a grigliate di pesce o insalate a foglia verde. La freschezza e l'acidità del vino sono completate dai sapori leggeri e delicati del cibo.

Armonizzazione per contrasto: in questo approccio, cerchiamo di combinare cibi e vini con caratteristiche opposte per creare un equilibrio armonioso. Un classico esempio è l'abbinamento di vini rossi corposi, come il Cabernet Sauvignon, con carni rosse succulente. L'intensità ei tannini del vino contrastano con la ricchezza e il grasso della carne, creando un connubio equilibrato e gustoso.

Abbinamento regionale: un approccio interessante è quello di combinare vini e piatti tradizionali della stessa regione. Ad esempio, i vini rossi della regione francese di Bordeaux possono essere abbinati a formaggi molli e carni di agnello. Questa combinazione mette in risalto le caratteristiche regionali, creando un'esperienza autentica e completa.

Abbinamento con vino da dessert: I vini da dessert, come il Sauternes o il Porto, possono essere abbinati a dolci e formaggi più intensi, come il Roquefort. La dolcezza del vino bilancia l'intensità dei sapori, creando una combinazione

complessa e indulgente.

Abbinamento con vini spumanti: i vini spumanti, come lo

Champagne o il Prosecco, sono versatili e possono essere

abbinati a una varietà di cibi. Funzionano bene con frutti di

mare, antipasti, formaggi delicati e persino piatti piccanti grazie

alla loro acidità rinfrescante e frizzante vibrante.

Non aver paura di avventurarti ed esplorare combinazioni

diverse, poiché la vera magia dell'abbinamento dei sapori sta

nella scoperta di nuove esperienze di gusto. Goditi questo

viaggio gustoso e goditi l'interazione tra vino e cibo in modo

piacevole e creativo.

Servire con stile: tecniche e utensili per servire il vino

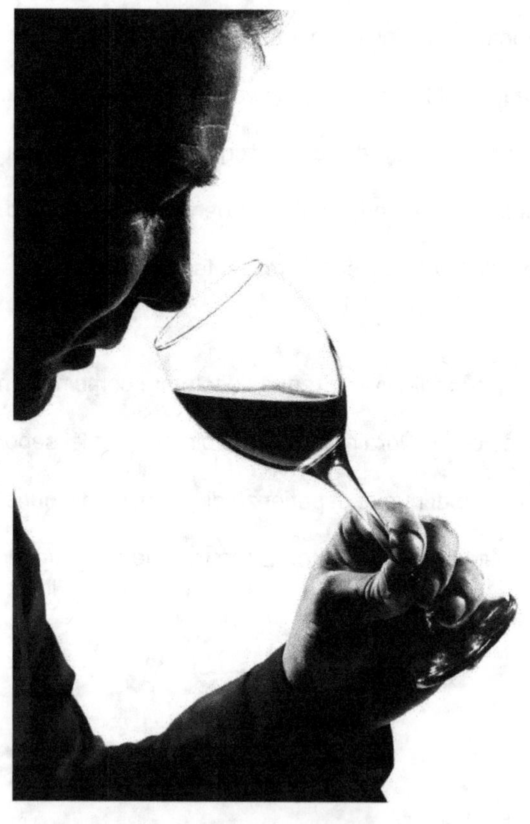

Servire il vino con stile è un'arte che richiede tecniche e utensili adeguati per garantire un'esperienza completa e piacevole. La cura dei dettagli nel servire il vino può fare la differenza, dalla temperatura ideale al corretto utilizzo degli utensili.

Ecco alcune tecniche e strumenti che possono migliorare il tempo di servizio del vino:

Temperatura corretta: La corretta temperatura di servizio è fondamentale per apprezzare appieno le caratteristiche del vino. I vini rossi più corposi sono generalmente serviti tra i 16°C ei 18°C, mentre i vini bianchi e rosati si servono meglio tra gli 8°C ei 12°C. Per raffreddare o riscaldare il vino, utilizzare secchielli per il ghiaccio o decanter con funzione di raffreddamento incorporata.

Decantazione: alcuni vini, soprattutto rossi corposi e invecchiati, possono beneficiare della decantazione. Ciò comporta il trasferimento del vino in un decanter, rimuovendo eventuali sedimenti e lasciando respirare il vino. La decantazione aiuta a migliorare gli aromi e ad ammorbidire i tannini.

Scelta dei bicchieri: I bicchieri giusti possono esaltare i profumi ei sapori del vino. Per i vini rossi, opta per bicchieri con un corpo più ampio e una coppa più grande, permettendo al vino di respirare. Per quanto riguarda i vini bianchi e gli spumanti, i bicchieri dal corpo più piccolo e dalla coppa più stretta sono ideali per conservare la temperatura e gli aromi delicati.

Apertura della bottiglia: quando si apre la bottiglia di vino, assicurarsi di tagliare il tappo nella parte superiore del collo e rimuovere il sigillo. Utilizzare un cavatappi di qualità, preferibilmente con leva, per facilitare l'apertura della bottiglia senza danneggiare il tappo. Fatelo con attenzione e delicatezza, evitando l'ingresso di frammenti di sughero nel vino.

Servizio corretto: Al momento di servire il vino, tenere la bottiglia per la base o per il collo, evitando di toccare la zona della bocca, per non lasciare impronte sul bicchiere. Versare una quantità moderata in ogni bicchiere, riempiendolo per circa un terzo o metà, lasciando spazio per far roteare il vino e sprigionare i suoi aromi.

Utilizzo degli accessori: oltre agli utensili di base, alcuni accessori possono migliorare ulteriormente l'esperienza di servire il vino. È possibile utilizzare un tappo antigoccia per evitare che il vino fuoriesca dalla bottiglia dopo il servizio. Un aeratore per vino può aiutare il vino a "respirare" all'istante, migliorandone l'espressione aromatica. E, naturalmente, un elegante vassoio o carrello da portata può aggiungere un tocco di raffinatezza quando si serve il vino.

I misteri della vinificazione: dalla vigna alla bottiglia

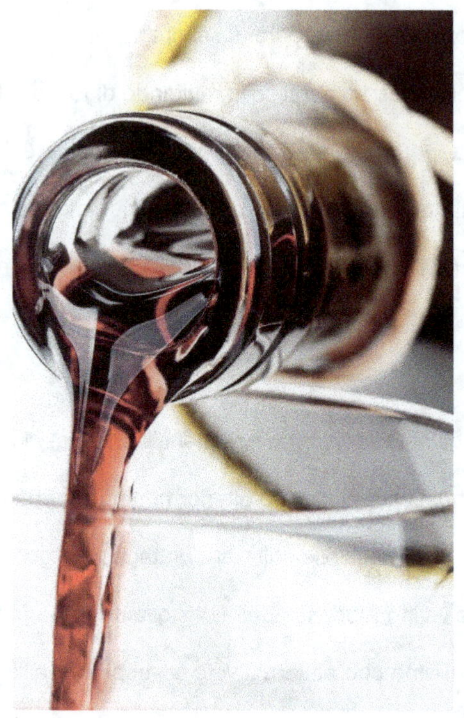

La vinificazione è un processo affascinante che trasforma l'uva fresca e succosa in una bevanda deliziosa e complessa chiamata vino. Dai vigneti curati alle tecniche di produzione nelle cantine, ogni passaggio gioca un ruolo cruciale nella creazione di una bottiglia di vino unica ed eccezionale.

Il processo di vinificazione inizia in vigna, dove le uve vengono coltivate e raccolte al momento giusto di maturazione. I viticoltori si dedicano alla cura delle viti, al monitoraggio dell'irrigazione, alla protezione da parassiti e malattie e all'esecuzione di una potatura adeguata per garantire che le uve raggiungano il loro pieno potenziale.

Dopo la vendemmia, le uve vengono portate in cantina, dove avviene la magia della vinificazione. La prima fase è la vinificazione vera e propria, che prevede l'estrazione del mosto dalle uve. A seconda del tipo di vino che si vuole produrre, le uve possono essere diraspate e pigiate delicatamente oppure possono essere fatte fermentare con le bucce per ottenere maggiore struttura e colore.

Successivamente avviene la fermentazione, un processo in cui gli zuccheri presenti nel mosto vengono convertiti in alcol. Al mosto vengono aggiunti lieviti naturali o selezionati e inizia la fermentazione. Questa fase può durare alcuni giorni o settimane, durante le quali avviene il rilascio di anidride carbonica e calore. La temperatura è controllata per garantire che la fermentazione avvenga in modo ottimale.

Dopo la fermentazione avviene la pressatura, quando il liquido viene separato dalle bucce e dai vinaccioli. Il vino viene poi trasferito in botti di rovere o serbatoi di acciaio inox, dove avviene l'affinamento. Il tempo di affinamento varia a seconda del tipo di vino e dello stile voluto dal produttore. Durante questo periodo, i sapori, gli aromi e le consistenze del vino si sviluppano e si integrano, creando complessità e armonia.

Dopo l'invecchiamento, il vino subisce processi di chiarifica e stabilizzazione, dove vengono rimossi eventuali sedimenti e particelle indesiderate. Segue l'imbottigliamento, in cui il vino viene travasato con cura in bottiglia, spesso utilizzando moderne attrezzature di riempimento.

Infine, le bottiglie vengono sigillate con tappi di sughero o sigillate con tappi a vite, e il vino è pronto per essere degustato. Alcune bottiglie possono continuare ad invecchiare ed evolversi nel tempo, mentre altre sono destinate al consumo immediato.

La vinificazione è una combinazione di scienza, arte e tradizione. Ogni cantina ed enologo ha le proprie tecniche e segreti per creare vini eccezionali. È attraverso questo meticoloso processo che possiamo godere della diversità dei vini disponibili, con le loro sfumature di sapore, aroma e stile.

Dalla vigna alla bottiglia, la vinificazione rivela i misteri e la magia dietro ogni sorso di vino. È un vero lavoro di amore e dedizione, che si traduce in una delle bevande più apprezzate e celebrate al mondo.

Vini Speciali: Scopri i Rari e Prestigiosi

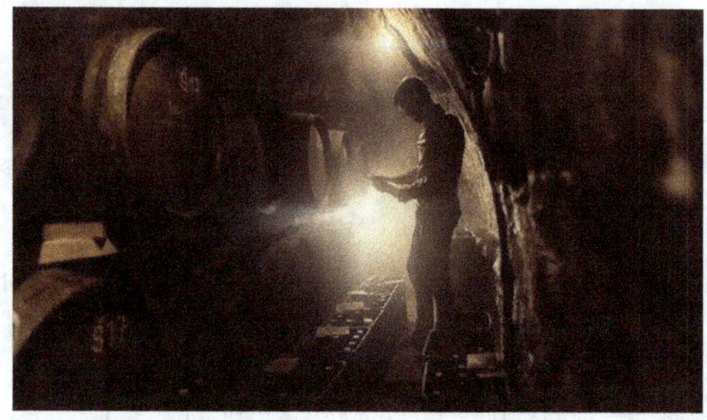

I vini speciali sono veri e propri gioielli enologici, rari e prestigiosi, capaci di deliziare i palati più esigenti e regalare esperienze sensoriali uniche. Questi vini sono prodotti in quantità limitate, spesso da uve selezionate in vigneti eccezionali e in condizioni climatiche favorevoli.

Tra i vini speciali spiccano alcune categorie che sono veri e propri tesori per gli appassionati di enologia. Vediamone alcuni:

Vini di singola annata: Questi vini sono prodotti da uve raccolte in un solo anno, in cui le condizioni climatiche sono state eccezionali. Ogni annata ha le sue caratteristiche uniche, che riflettono il terroir e le condizioni specifiche di quella particolare annata. Questi vini vengono invecchiati per periodi più lunghi e possono diventare dei veri e propri gioielli nel tempo.

Vini da vendemmia tardiva: sono vini ottenuti da uve raccolte dopo che hanno raggiunto la piena maturità. Queste uve, spesso colpite dall'azione del fungo Botrytis cinerea, noto anche come "muffa nobile", concentrano zuccheri e sapori intensi. I vini da vendemmia tardiva sono famosi per la loro equilibrata dolcezza e complessità aromatica.

Vini fortificati: questi vini subiscono un processo di fortificazione, cioè l'aggiunta di distillati, solitamente brandy, durante la fermentazione. Ciò si traduce in vini più alcolici con una maggiore concentrazione di aromi. Esempi famosi sono

Porto dalla regione del Douro in Portogallo e Jerez dalla Spagna. Questi vini fortificati sono apprezzati per la loro longevità ed eleganza.

Vini di piccola produzione: molte cantine familiari o boutique si dedicano alla produzione di quantità limitate di vini speciali. Queste cantine mettono meticolosa cura in ogni fase del processo, dalla coltivazione delle uve all'imbottigliamento finale. I vini che ne derivano sono vere espressioni del terroir e dello stile unico del produttore, catturando i palati più esigenti.

Vini provenienti da regioni prestigiose: alcune regioni vinicole di tutto il mondo sono note per la produzione di vini di prestigio e di fama internazionale. Bordeaux, in Francia, ad esempio, è famosa per i suoi vini rossi eleganti e complessi, mentre la Toscana, regione italiana, ospita i rinomati vini Chianti e Brunello di Montalcino. Questi vini sono ambiti da collezionisti e intenditori per la loro tradizione e qualità eccezionale.

Esplorare i vini speciali è immergersi in un universo di profumi, sapori e storie. Ogni bottiglia rappresenta la passione e il duro lavoro dei produttori che cercano di creare qualcosa di veramente eccezionale. Che si tratti di occasioni speciali, collezionismo o semplicemente per godersi momenti unici, i vini speciali sono veri tesori che deliziano gli intenditori di tutto il mondo.

Tecnica PROV per saper scegliere i buoni vini

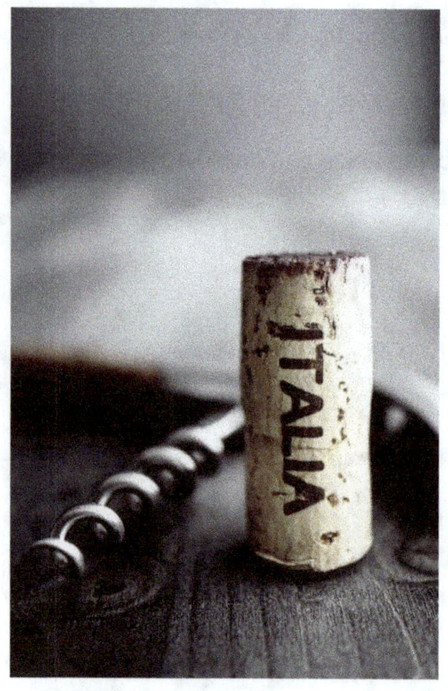

La tecnica PROV è un approccio utile per scegliere buoni vini e ottenere il massimo dall'esperienza di degustazione.

Esploriamo ogni fase di questa tecnica:

cerca per informazioni: Prima di acquistare un vino, è importante informarsi su di esso. Ricerca la regione di produzione, l'uva utilizzata, l'annata, il produttore e le valutazioni degli esperti. Consulta guide enologiche, riviste specializzate, siti web e chiedi consiglio anche a sommelier o enologi. Più conosci il vino, migliore sarà la tua capacità di fare una scelta informata.

Osservare le caratteristiche visive: Quando si serve il vino nel bicchiere, osservare le sue caratteristiche visive. Analizza il colore, la trasparenza e l'intensità della tonalità. I vini bianchi possono variare da una tonalità pallida a un giallo dorato, mentre i rossi possono variare di colore dal rosso rubino al viola intenso. Queste caratteristiche possono rivelare indizi sull'età, sull'uva e persino sulla qualità del vino.

Raccogli informazioni olfattive: Portare il bicchiere al naso e respirare dolcemente, cercando di identificare gli aromi presenti nel vino. Cerca frutta, fiori, spezie, note erbacee, legno o qualsiasi altra caratteristica aromatica. Agitare delicatamente il bicchiere per favorire il rilascio degli aromi. Questo passaggio ti consente di avere un'anteprima dei sapori che potresti incontrare durante la degustazione del vino.

sperimentare il gusto: Ora è il momento di assaggiare il vino. Lasciane una piccola quantità in bocca e strofina su tutte le aree, permettendo al vino di ricoprire la lingua. Notare le diverse sensazioni: dolcezza, acidità, tannini (nel caso dei rossi), corpo e intensità gustativa. Presta attenzione ai sapori e alle note che emergono, come frutta, spezie, erbe o sfumature terrose. Da notare anche la persistenza del sapore dopo la deglutizione del vino.

Seguendo la tecnica PROV, sarai ben attrezzato per prendere decisioni informate nella scelta di un vino. Prova diversi stili, uve e regioni per scoprire le tue preferenze individuali e ottenere il massimo dal tuo viaggio nel vino.

Vino e Salute: Una Coppa di Benessere

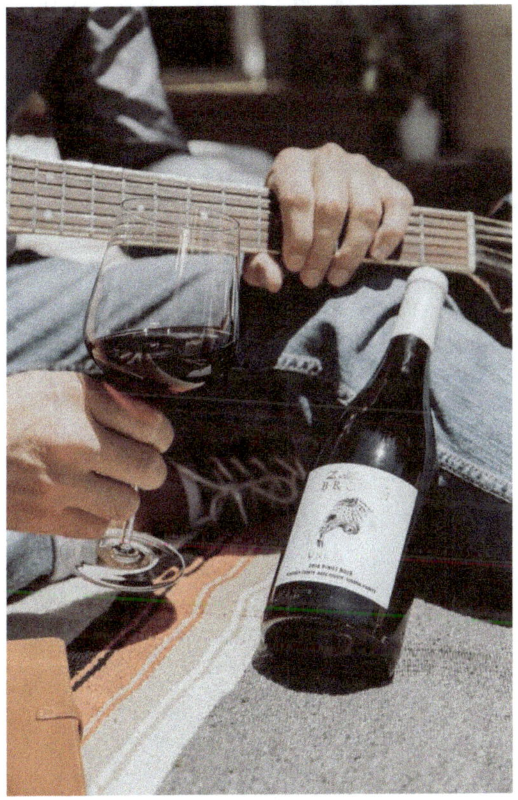

Ah, il vino! Questa bevanda incantevole che ci trasporta in

momenti speciali e ci avvolge con i suoi aromi e sapori unici.

Ma lo sapevi che, oltre al piacere che procura, il vino può portare anche benefici per la salute? Esploreremo gli aspetti che fanno del vino un alleato del benessere, ricordando sempre l'importanza di consumarlo con moderazione e consapevolezza.

Il cuore ringrazia

Studi scientifici hanno suggerito che un consumo moderato di vino, soprattutto rosso, può contribuire alla salute cardiovascolare. I composti antiossidanti presenti nel vino, come i flavonoidi e il famoso resveratrolo, aiutano a proteggere le cellule del cuore, riducendo il rischio di malattie cardiovascolari.

Un brindisi alla longevità:

Nelle regioni note per le loro sane abitudini, come la regione mediterranea, dove è comune un consumo moderato di vino, si osserva una relazione tra la longevità e il suo consumo. Oltre ai benefici per il cuore, il vino può essere associato anche ad altri aspetti che contribuiscono a una vita più lunga e più sana.

Un sorso di relax:
Il vino, se degustato con moderazione e in un contesto adeguato, può essere un ottimo alleato per rilassarsi e alleviare lo stress. Il suo consumo con moderazione può aiutare a rallentare, rilassare e creare momenti di piacere e convivenza, soprattutto se condiviso con amici e familiari.

Moderazione come chiave:
È importante ricordare che mentre il vino può avere benefici per la salute, la chiave è la moderazione. Un consumo eccessivo di alcol può avere conseguenze negative sulla salute, come malattie del fegato, problemi di memoria e dipendenza.

Se gustato con moderazione e in un contesto appropriato, può portare benefici per la salute e aggiungere momenti di piacere e convivenza nella nostra vita. Un bicchiere di vino,

accompagnato da bei momenti e gustato con coscienza, può

essere un brindisi alla salute e al benessere.

I tesori più costosi del mondo del vino

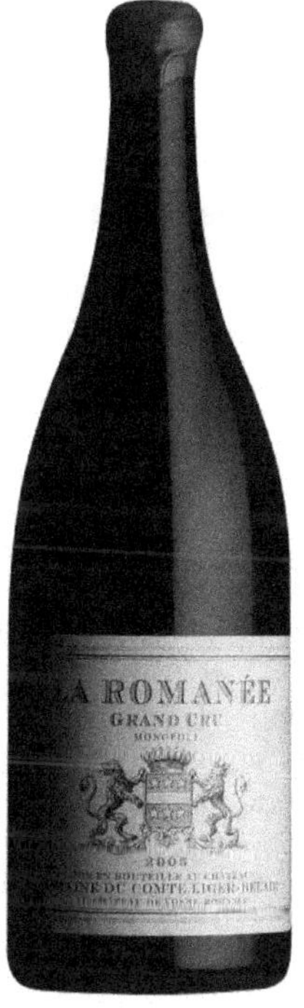

Perché ci sono vini così costosi?

È strano pensare che ci siano persone che pagano più di 150.000,00 BRL per una singola bottiglia, ma questo è più comune di quanto pensiamo. Gli amanti di questa bevanda fanno di tutto per possedere un'etichetta rara di un'annata davvero fantastica. A proposito, questo è esattamente ciò che rende il prezzo così alto: la rarità del prodotto.

Ci sono raccolti che sono stati fatti in anni difficili, che hanno prodotto pochissima merce, facendo salire vertiginosamente il prezzo di questi articoli. Ma, visti questi aspetti, dobbiamo dire che non sono marchi che si trovano su uno scaffale qualsiasi, normalmente queste tipologie sono sotto il dominio di personaggi famosi o addirittura nelle aste di lusso.

Pertanto, non è così facile individuare una di queste pregiate bottiglie. Tuttavia, se sei interessato ad ottenere l'accesso, vale la pena dare un'occhiata e cercare questi titoli affascinanti e stimabili. Ora, se l'intenzione è l'opposto: trovare vini buoni ed economici, dai un'occhiata al nostro post sulle 10 etichette convenienti per palati esigenti.

Dai un'occhiata ai 5 vini più costosi al mondo ora:

1 - Domaine de la Romanée-Conti Romanée-Conti Grand Cru

Nel 2018, a New York City, un uomo ha messo all'asta una bottiglia di Domaine de la Romanée-Conti Romanée-Conti Grand Cru per circa 558.000 dollari. L'etichetta si riferisce a un'annata francese del 1945, famosa per aver affrontato molte difficoltà legate al clima, poiché ha attraversato molte gelate rigide e piogge estremamente abbondanti.

Per questo motivo, questa è un'annata considerata miracolosa, producendo solo 600 bottiglie di vino, ma tutte con una durata estremamente elevata. Potete capire la stima di questa rarità, vero?!

2 - Domaine Leroy Musigny - Grand Cru

Ancora una volta, Grand Cru entra nella lista dei vini più costosi del mondo. Durante l'anno vengono prodotte pochissime bottiglie e, quindi, il valore è elevato. Se hai dei buoni soldi da investire in questa bottiglia, il prezzo medio è di circa R$ 60.000,00.

Quindi rimanete sintonizzati se compaiono notizie su questa etichetta, poiché non è così facile trovarla in giro. Quindi, sappi che, oltre al prezzo elevato, anche il suo acquisto è complicato.

3 - Domaine Leflaive Montrachet - Grand Cru

Il rinomato "Domaine Leflaive Montrachet Grand Cru" entra in terza posizione di questa classifica che riempirà gli occhi di ogni appassionato della bevanda in questione. Ogni bottiglia costa, in media, R$ 50.000,00, variabile a seconda del luogo di acquisto. Ma non dimenticare che i vini Grand Cru sono rari e richiedono un cachet elevato se vuoi consumarli.

Non sottovalutare il potere del sapore che questo tipo di vino può presentare al tuo palato, al contrario, immagina un liquido sorprendente che raggiunge le tue papille gustative.

4 - Egon Muller-Scharzhof Scharzhofberger Riesling Trockenbeerenauslese

L'uva Riesling è conosciuta in tutto il mondo come una delle migliori per la produzione di vino bianco, quindi le bottiglie che la contengono come ingrediente sono naturalmente più costose. Tuttavia, Egon Muller, un enologo tedesco, ha portato la produzione di questo tipo di bevanda ad un altro livello con lo Scharzhof Scharzhofberger Riesling Trockenbeerenauslese.

La linea "Trockenbeerenauslese" è considerata una delle più lussuose del marchio, con raccolti chicco per chicco che producono un sapore molto più concentrato, con una dolcezza equilibrata. Per questo motivo, il valore è sopra la media, essendo poco più di R$ 32.000,00.

5 - Domaine Georges & Christophe Roumier Musigny - Grand Cru

Infine, la nostra lista presenta il quinto posto, ma non di gran lunga il meno importante qui, in quanto costa circa R$ 30.000,00. Vale la pena ricordare che crediamo che gli enormi valori del Grand Cru siano stabiliti a causa del piccolo spazio in cui i produttori hanno iniziato a produrre, ma anche così sono diventati una delle cantine più premiate e apprezzate al mondo

.

I gustosi tocchi dolci e secchi si mescolano, rendendo l'esperienza di bere un vino di questo marchio unica e sorprendente. Quindi, se ne hai l'opportunità, non sprecarla.

Infine, questa è stata la selezione di Werle Comercial dei vini più costosi del mondo. La stragrande maggioranza sono marchi francesi, che potresti notare hanno termini in francese, ma nulla che ti impedisca di acquistarli. Il sapore, ovviamente, è acclamato e le storie di queste bevande in particolare vengono

a brillare gli occhi.

Conclusione

Siamo giunti alla fine di questo incredibile viaggio nel mondo dei vini. Attraverso questo materiale, esploriamo i segreti, i misteri e i piaceri che circondano questa nobile bevanda. Spero che vi siate innamorati ancora di più di questo affascinante universo e che siate pronti a intraprendere esperienze sensoriali senza precedenti.

Ricorda che il mondo del vino è vasto e diversificato, con opzioni per tutti i gusti e le occasioni. Che tu sia un appassionato alle prime armi o un intenditore esperto, c'è sempre qualcosa di nuovo da scoprire, esplorare e assaporare.

Quando assaggi un vino, concediti di immergerti nelle sfumature aromatiche, nei sapori complessi e nella ricca storia che ogni bottiglia porta con sé. Custodisci il momento, condividilo con i tuoi cari e goditi il piacere che questa bevanda molto speciale può offrire.

Ricorda anche l'importanza della moderazione e dell'equilibrio. Degustare un buon vino è un invito a deliziarsi, ma è fondamentale mantenere un rapporto consapevole e responsabile con la bevanda.

Ora sei armato di preziose conoscenze sui molti aspetti del mondo del vino. Usali per esplorare, sperimentare e migliorare il tuo viaggio enologico. Sii curioso, audace e aperto a nuove esperienze.

Spero che ogni bicchiere brindato sia un invito a celebrare la vita, l'amicizia e la passione per il vino. Che tu possa scoprire il piacere di assaporare ogni goccia e che ogni bottiglia sia una storia da raccontare.

Avventurati tra i vigneti, esplora le etichette, svela i segreti e lasciati innamorare di questo universo pieno di fascino. Il mondo del vino ti aspetta, pronto a coinvolgerti in un indimenticabile viaggio di piaceri e scoperte.

Che ogni sorso sia un brindisi alla vita, all'arte della vinificazione e al potere di trasformazione che un semplice bicchiere di vino può dare.

Salute, felicità e tante coppe per brindare a momenti speciali! Al prossimo viaggio enologico!

Se questo materiale ti è piaciuto, se ha soddisfatto le tue aspettative e se hai trovato le informazioni utili e coinvolgenti, ti saremmo immensamente grati se potessi lasciarci un breve commento. La tua opinione è estremamente importante per noi!

www.ingramcontent.com/pod-product-compliance
Lightning Source LLC
Chambersburg PA
CBHW061003260726
48661CB00005B/2029